I0059780

DE L'ALLAITEMENT

ET

DU SEVRAGE

USAGE

DE LA

CONSERVE ANALEPTIQUE

DE

P. DUTAUT

Pharmacien, à Bordeaux.

BORDEAUX

IMPRIMERIE PECHADE FILS FRÈRES

RUE DU PARLEMENT-SAINT-PIERRE, 12

1860

DE L'ALLAITEMENT

ET

DU SEVRAGE

—

USAGE

DE LA

CONSERVE ANALEPTIQUE

DE

P. DUTAUT,

Pharmacien, à Bordeaux.

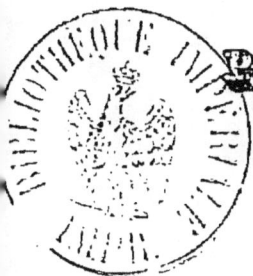

❦

BIBLIOTHÈQUE IMPÉRIALE

BORDEAUX

IMPRIMERIE PECHADE FILS FRÈRES

Rue du Parlement-St-Pierre. 12.

—

1860

Ie 309

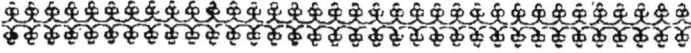

PRÉFACE.

Ce n'est point un écrit scientifique que nous présentons ici, c'est un petit manuel, un guide abrégé destiné aux mères, dans lequel nous avons cherché à les mettre en garde contre les nombreux dangers qui menacent l'enfant durant la période critique de l'Allaitement et du Sevrage.

Du reste, les observations que renferme ce petit opuscule ne sont pas seulement le résultat de notre expérience personnelle, mais l'œuvre des auteurs recommandables qui ont écrit sur cette matière. Leur autorité ne nous permet aucun doute sur l'importance des soins que nécessite la première enfance, et sur les graves inconvénients auxquels donnent lieu l'Allaitement et le Sevrage.

Nous dirons quelques mots sur l'Allaitement en général, nous déterminerons les dangers ou les avantages des différents modes mis en usage et nous parlerons, enfin, des succès obtenus chaque jour par l'emploi de la *Conserve Analeptique*.

Nous le répétons, ceci n'est point un livre, c'est le résumé de quelques observations adressées aux mères de famille. Leur expérience, sur un pareil sujet, les met à même d'en apprécier la justesse, et leur bienveillance ne nous fera pas défaut, nous en sommes convaincus à l'avance.

Apporter des améliorations salutaires dans les moyens employés jusques à ce jour pour l'Allaitement de la première enfance, tel est notre but

Puissions-nous l'atteindre !

Bordeaux, le 1er mai 1860.

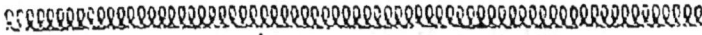

CHAPITRE Iᴱᴿ.

De l'Allaitement en général.

On comprend aisément l'importance que l'on doit attacher à la question de l'Allaitement, puisque de là dépendent le plus souvent la santé et la constitution de l'enfant nouveau-né.

L'Allaitement est l'élément direct de la nutrition qui est, de toutes les fonctions naturelles, la plus vitale, si l'on peut s'exprimer ainsi, ou du moins la plus nécessaire à la conservation de la vie. C'est par la nutrition que s'opère l'accroissement de l'enfant ; aussi, a-t-il besoin d'un aliment qui puisse fournir abondamment une matière propre à la réparation de ses humeurs et à l'augmentation de leur masse.

Cet aliment doit être dans des rapports har-
moniques avec l'organe qui doit le travailler et
lui faire subir les différentes élaborations qui
constituent la nutrition, telles que digestion,
absorption, assimilation, etc... Or, les organes
digestifs de l'enfant nouveau-né étant d'une
délicatesse extrême, il est nécessaire de recher-
cher un aliment facile à digérer et propre à fournir abondamment le suc nourricier dont il a
besoin pour l'accroissement de son corps. Une
liqueur douce, contenant beaucoup de parties
véritablement nutritives sous un petit volume,
remplira ces conditions, et la digestion se fera
sans peine et sans travail.

Le lait a, sans doute, été désigné par la nature
elle-même à servir de première nourriture à
l'homme. Cependant, il importait de savoir si l'on
devait accorder la préférence au lait de la mère
ou à celui d'une nourrice, au lait de femme ou
à celui d'un animal domestique. Le plus grand
nombre des auteurs préfèrent le lait de femme
au lait d'un animal, et conseillent le lait maternel

de préférence à celui d'une nourrice. — C'est là l'*Allaitement Naturel*.

C'est aussi le mode le plus communément employé, et la plupart des enfants reçoivent leur première nourriture du sein de leur mère ou de celui d'une nourrice.

D'autres sont soumis à l'*Allaitement Artificiel* qui leur est fourni par le lait d'un animal domestique, soit chèvre, vache ou ânesse. On emploie pour le mettre en pratique différents systèmes qui portent le nom de au Biberon, a la Timballe, ou a la Cuiller.

Enfin on emploie l'*Allaitement Mixte*, c'est-à-dire que l'on joint l'Allaitement Artificiel à l'Allaitement Naturel, en donnant à l'enfant, indépendamment du lait de la nourrice, un aliment plus substantiel, qui consiste, le plus souvent, en une bouillie faite avec de l'eau d'orge ou du lait additionné d'une fécule.

Mais si le lait paraît être l'aliment le plus proportionné à l'état de faiblesse des organes des nouveau-nés, on peut cependant lui reprocher de graves inconvénients ; quelques auteurs même ont essayé d'en proscrire l'usage ; nous verrons plus loin de quelle nature sont ces inconvénients, et de quelle manière on peut y remédier.

CHAPITRE II.

Allaitement Naturel.

L'Allaitement Naturel, nous l'avons dit plus haut, est fourni par la mère, ou par une nourrice étrangère.

On recommande généralement aux mères de nourrir elles-mêmes leurs enfants ; cependant, il est important d'examiner avec soin si la mère jouit des conditions nécessaires pour bien s'en acquitter ; car, s'il existe dans sa constitution ou dans sa santé quelque obstacle sérieux, on doit avoir recours à la nourrice.

Selon Désormeaux, on doit donner le sein à l'enfant dans les six premières heures qui suivent sa naissance. On évite ainsi l'engorgement des seins de la mère qui résulterait d'une abstinence trop prolongée. Ils deviendraient d'une sensibilité excessive, et la douleur que ferait éprouver la succion exercée par l'enfant, pourrait compromettre l'Allaitement.

Le premier lait qui découle alors du sein de la mère est désigné sous le nom de *Colostrum*. C'est un liquide jaunâtre, séreux et purgatif, parfaitement propre à délayer le *Méconium*, qui en diminue la viscosité, et en facilite l'évacuation.

Il ne faut pas croire pour cela qu'il est indispensable à l'enfant de s'abreuver de ce purgatif naturel, et partant lui refuser le sein d'une nourrice étrangère, sous le prétexte que son lait ne jouit pas des propriétés laxatives du *Colostrum*, et qu'il a pris plus de consistance.

Si la mère n'est pas en état d'allaiter elle-même son enfant, on suppléera à la nature par quelque purgatif léger. et ce n'est point un mal que le lait de la nourrice ait un certain âge :

« Nous ne voulons pas, dit M. Richard de Nancy, que le lait d'une nourrice soit trop nouveau, même pour l'enfant qui vient de naître.

» On nous objectera en vain qu'un enfant nourri par sa mère s'accomode d'une sécrétion laiteuse toute récente et encore imparfaite ; on dissertera tant qu'on voudra sur cette harmonie entre un enfant nouveau–né et le lait que la nature lui prépare ; la nature aussi a ses imperfections, c'est à l'art à les corriger ; ce sont elles qui rendent l'art nécessaire. »

Malgré les avantages que l'on attribue à l'*Allaitement Naturel*, on a reconnu des vices nombreux dans ce mode d'Allaitement, tout en reconnaissant le profit que l'on retire, de l'usage du laitage en général. Il est très–dificile, en effet, de rencontrer une bonne nourrice, et une grande partie des enfants qui naissent trouve la mort dans un Allaitement défectueux.

Un aussi grave inconvénient a fait songer à substituer un autre aliment à l'*Allaitement Naturel*, quoiqu'on ait allégué que c'était, en quelque sorte, une loi de la Nature. Brouzet, dans son essai sur l'Éducation Médicinale des enfants, s'exprime en ces termes :

« Si l'on a découvert plusieurs moyens, au moins très-commodes, de déroger aux premières institutions de la Nature, ne sommes-nous pas en droit de substituer à l'usage du lait, ordinairement suivi de plusieurs inconvénients très-dangereux, un autre aliment qui puisse convenir à la délicatesse de l'estomac des enfants, réparer et augmenter leurs forces, et qui soit exempt des défauts qu'on peut reprocher au lait ? Tout ce qu'on a débité sur le prétendu attentat contre les lois de la nature est parti le plus souvent d'un zèle peu éclairé.

» En un mot nous l'avons améliorée en tant de points, pourquoi n'aurions-nous pas le même avantage à l'égard du lait ? »

D'ailleurs, l'Allaitement Naturel n'est point indispensable, et l'on sait que c'est avec le lait de vache que les peuples du Nord nourrissent leurs enfants qui sont, de l'aveu de tout le monde, plus vigoureux et moins sujets aux maladies que ceux des nations Méridionales.

» Il est toujours constant, dit Brouzet, que la méthode de nourrir les enfants par le lait des animaux est décidée non dangereuse, et pour le moins aussi sûre en soi, que celle de leur donner des femmes pour nourrices.

» La prétendue analogie du lait des femelles d'une espèce quelconque avec les organes et les humeurs des jeunes animaux de la même espèce, fût-elle aussi solidement établie que l'opinion commune le suppose, ne fournirait jamais qu'un très-faible argument en faveur du lait de femme, puisque l'expérience n'établit point un droit de préférence pour ce dernier? Mais cette analogie n'est encore qu'un rapport énoncé et point du tout prouvé; nous n'avons donc, jusqu'à présent, aucune bonne raison pour com-

battre l'usage du lait de vache, par exemple,
substitué au lait de femme. »

Ainsi, il est bien évident qu'il ne faut pas attacher une trop grande importance à la *nécessité*
d'employer l'Allaitement Naturel. — Nous allons
examiner quels sont les reproches sérieux que
l'on peut adresser au lait de femme; nous verrons
aussi de quelle nature sont les rapports de l'enfant à la nourrice, et quelle influence peut avoir
cette dernière sur la santé du nourrisson.

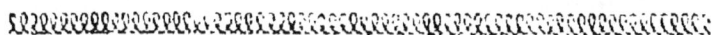

CHAPITRE III.

Défauts du Lait de la Nourrice.

Vanhelmont condamne l'usage du lait par les arguments suivants :

1° Parce qu'il aigrit aisément et qu'il cause alors des maladies très-dangereuses ;

2° Parce qu'il transmet aux enfants, non-seulement les maladies des nourrices, mais même leurs vices ;

3° Parce que les nourrices ne cessent pas d'allaiter leurs enfants quand elles deviennent grosses ;

4° Parce que les nourrices *les plus saines et les plus sobres* sont exposées à des passions plus ou moins vives, à des frayeurs, à la tristesse et à toutes les affections de l'âme, capables d'altérer et de corrompre le lait ou d'en supprimer ou d'en diminuer considérablement la sécrétion, etc.

Tout le monde sait, en effet, qu'un lait aigri dans l'estomac d'un enfant donne toujours naissance à des nausées, des vomissements, etc.

Quand aux dangers qui proviennent des maladies de la nourrice, ils sont innombrables, et la transmission de certaines affections n'est pas douteuse. Les maladies aiguës ou chroniques ont une action directe sur le lait des nourrices et en modifient sensiblement la composition.

M. Bouchut (1) rapporte les analyses qui ont été faites par MM. Vernois et Becquerel sur le

(1) BOUCHUT. Traité-Pratique des maladies des nouveau-nés. Paris 1856.

lait de quarante-cinq nourrices affectées de différentes maladies aiguës ou chroniques, et il en
résulte d'une manière générale que, dans les
maladies, quelle que soit leur nature, la quantité
du lait devient moindre, la proportion des parties
solides augmente, tandis que celle de l'eau
diminue. Or, dit M. Bouchut, cette augmentation du chiffre des principes constitutifs du
lait constitue, indépendamment de l'influence
générale et de l'action spécifique de la nutrition,
une altération fâcheuse d'où résultent de fréquentes indigestions pour l'enfant et des entérites
consécutives.

Toutes les affections de la nourrice ne sont
pas transmissibles et n'ont pas, sur l'enfant, une
action *immédiate, particulière et spéciale* à cha-
cune d'elle. Mais *toutes* ont pour résultat com-
mun, chez l'enfant, l'insuffisance de la nutrition
et l'irritation des voies digestives caractérisée
par des coliques, des vomissements et de la
diarrhée.

Qu'elles soient accompagnées de l'altération
du lait désignée sous les noms de *richesse* ou

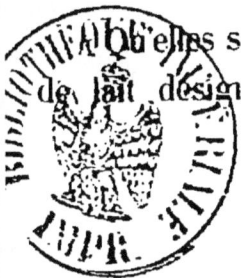

BIBLIOTHÈQUE IMPÉRIALE

d'*appauvrissement*, de son altération par les élé-
ments du colostrum, quelquefois par du pus
(quand la nourrice est affectée d'un abcès à la
mamelle), leur effet n'en est pas moins le même:
Toujours *les accidents qui se développent ont pour
siége le* TUBE DIGESTIF, *et* TOUJOURS *aussi leur
nature est semblable.* » (1)

*Les affections morales, les impressions vio-
lentes, la grossesse,* sont autant de causes qui
produisent l'altération du lait de la nourrice, et
ces altérations sont parfois assez profondes pour
amener la mort immédiate du nourrisson, comme on en cite quelques exemples :

« Petit-Radel rapporte qu'un enfant fut promp-
tement saisi de convulsions pour avoir tété sa
nourrice après que cette malheureuse femme
avait été maltraitée et fouettée pour une faute
très-légère.

_____

(1) BOUCHUT. Traité des maladies des nouveau-nés.

» Boerrhaave assure qu'un enfant fut tourmenté de mouvements convulsifs après avoir tété le lait d'une femme qui était ivre.

» Parmentier et Deyeux rapportent également que chez une femme en proie à des attaques de nerfs, le lait devenait, en moins de deux heures, presque transparent et, de plus, visqueux comme du blanc d'œuf, et ne reprenait ses qualités naturelles qu'après la cessation des accès.

» Les *Annales de la Littérature Médicale Britannique* rapportent qu'une nourrice, encore émue du danger que venait de courir son mari dans une querelle avec un soldat, qui venait de tirer le sabre contre lui, et auquel elle avait arraché cette arme, présenta le sein à son enfant âgé de onze mois et bien portant : l'enfant le prit, puis le quitta avec agitation, et mourut en quelques instants.

» Le docteur Contesse a signalé, dans sa thèse inaugurale, un fait du même genre : M. et Mme S.... eurent onze enfants. La mère sujette à se laisser emporter par la colère, en nourrit dix qui périrent à divers âges de maladies de langueur; elle-même succomba à une affection aiguë. Le onzième enfant fut confié à une nourrice étrangère, et eut le bonheur d'en rapporter une brillante santé. — (Bouchut).

» Barbieri raconte qu'une femme de trente-deux ans, très-robuste, fut prise, à son premier allaitement, de tiraillements musculaires-fugitifs dans les jambes et dans les pieds, et son enfant mourut de pemphigus à dix mois. A la seconde couche, mêmes phénomènes qui durèrent sept jours, juste la durée de la vie de l'enfant et de l'allaitement. A une troisième couche, les spasmes commencèrent dès le début de la sécrétion laiteuse, et au bout de dix jours ils se convertirent en accès qui revinrent périodiquement de dix jours en dix jours. L'enfant mourut à dix mois d'un flux dysentérique. Deux autres couches furent suivies du même phénomène, et les deux enfants périrent aussi, l'un à six mois, l'autre à neuf mois. »

On voit par ces exemples, et bien d'autres que l'on pourrait citer, que les affections morales ont, sur le lait de la nourrice, une influence incontestable, et qu'il en résulte des altérations sérieuses qui amènent quelquefois la mort, et le plus souvent de graves dérangements caractérisés, principalement par les convulsions ou la diarrhée. Boerrhaave a rapporté le fait d'une nourrice qui, après un accès de colère, donna le sein à son enfant, et détermina une attaque d'éclampsie (1) qui se reproduisit sous forme d'épilepsie pendant toute la durée de son existence.

Tous ces faits ne peuvent que confirmer les arguments de Vanhelmont, et nous ne pouvons douter des inconvénients sérieux que présente l'*Allaitement Naturel*.

Ajoutons que l'on est souvent obligé, par un motif quelconque, d'abandonner son enfant à

_____

(1) On donne les noms d'*éclampsie des enfants* et d'*épilepsie puérile* à ces accidents communément appelés *convulsions*, et qui se rapprochent, par leur ressemblance, de l'épilepsie confirmée des adultes.

une nourrice éloignée, et alors, à quelle surveillance peut être soumis le précieux dépôt
confié à des mains étrangères ? — Le plus souvent
ces nourrices externes habitent la campagne, et
les travaux des champs dérobent à l'enfant,
abandonné sur sa couche, les soins que néces-
siterait son jeune âge ; il est même quelquefois
privé du sein de sa nourrice pendant une demi-
journée.

Le délaissement des enfants pendant de lon-
gues heures est encore un des inconvénients de
l'éloignement et du défaut de surveillance. Au
supplice du clou, auquel on condamnait autrefois
les enfants au maillot, a succédé le séjour forcé
dans le berceau ou dans un petit fauteuil, sous la
garde d'enfants un peu plus âgés, mais incapables de leur venir en aide.... Ils souffrent de la
faim et de la soif, croupissent dans la malpro-
preté, et reviennent étiolés par la misère et les
membres ankylosés ou déformés par cet abus
d'une position forcée. (1)

---

(1) LE BARILLIER. Traité-Pratique de l'Hygiène de
l'Enfance.

Ainsi, l'expérience ne nous laisse aucun doute sur les graves maladies qui peuvent résulter de l'*Allaitement Naturel* et des inconvénients qui l'accompagnent. Et si les mauvaises nourrices ne sont malheureusement que trop communes, nous savons que les meilleures ne sont point à l'abri des impressions, des vices, des passions, si souvent la cause de la chétiveté et des maladies des jeunes enfants.

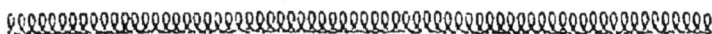

CHAPITRE IV.

Allaitement Artificiel et Allaitement Mixte.

Nous avons dit quels étaient les nombreux et graves inconvénients de l'Allaitement Naturel, et nous avons vu que les reproches que l'on adresse au lait de femme résultent de l'expérience de praticiens recommandables, et dont l'autorité ne fut jamais contestée.

Quelques-uns ont préconisé l'*Allaitement Artificiel*, et un grand nombre de succès ont démontré la possibilité de mettre en usage ce mode d'Allaitement. Mais, le plus souvent, les moyens défectueux que l'on a employés ont été un obstacle à ce système, et ces moyens imparfaits ont conduit la généralité des médecins à préférer l'Allaitement Naturel.

En effet, les personnes qui ont employé l'Allaitement Artificiel ont, pour la plupart, négligé de prendre en considération le jeune âge et la faiblesse des enfants qu'elles élevaient, et ont fait usage d'aliments trop substantiels qui ont été la cause d'indigestions trop fréquentes et toujours dangereuses :

« Il mange de tout » disent quelques mères fières de l'appétit de leur nourrisson..., et, peu après, leur enfant, qui offrait la plus belle apparence de santé, périt victime d'une inflammation intestinale ou, complètement débilité, refuse de prendre aucune nourriture, et meurt d'inanition sous les yeux d'une mère au désespoir.

Mais, si l'on repousse généralement l'Allaitement Artificiel, quelques auteurs reconnaissent les bons effets que l'on peut retirer d'une *Alimentation Mixte.*

La mère qui nourrit son enfant est obligée, par exemple, de se réveiller plusieurs fois durant la nuit pour donner le sein à son nourrisson, et quelques femmes délicates sont souvent fatiguées et affaiblies par cette obligation. M. Donné leur conseille d'avoir alors recours à l'Allaitement Artificiel (ce qui constitue l'Allaitement Mixte), pour éviter une fatigue qui pourrait devenir nuisible à la mère et à l'enfant.

On peut retirer ainsi d'excellents résultats de cet *Allaitement Mixte*, qui est conseillé aujourd'hui par un grand nombre de médecins.

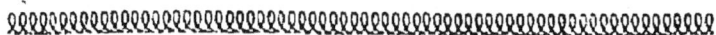

CHAPITRE V.

Du Sevrage.

Le *Sevrage* est une période critique pour l'enfant en bas âge. Ses organes, à cette époque, ont besoin d'une alimentation plus substantielle pour en faciliter le développement, et il est essentiel d'éviter une transition trop brusque qui pourrait causer des désordres alarmants.

Ce n'est que peu à peu qu'il faut habituer l'enfant sevré à faire usage d'un aliment plus nourrissant. La bouillie faite avec la farine de froment, délayée dans du lait de vache, est le premier aliment solide que l'on donne aux jeunes enfants. « Mais, dit Brouzet, on peut avancer avec certitude que la *bouillie ordinaire* est un aliment imparfait et contraire à la santé. »

On conseille, de préférence, la farine de pomme de terre ou de riz qui sont aussi nourrissantes et plus faciles à digérer. On a aussi proposé de substituer la croûte de pain rapée, la farine torréfiée au four ; mais ces substances sont trop solides et se divisent mal dans le lait.

M. Richard de Nancy préfère la panade faite avec la mie de pain préparée avec de l'eau et du sucre, ou du bouillon, lorsque l'enfant a besoin d'être plus nourri.

On arrivera ainsi graduellement à lui faire prendre les aliments de la famille qui seront alors agréés par son estomac, et digérés sans inconvénients.

Il faut éviter de donner une trop grande abondance de nourriture, car, dit Brouzet, une masse excessive de matières alimenteuses ne peut être qu'imparfaitement digérée ; elle doit fournir par conséquent beaucoup d'excrément mais peu de chyle.

Les fonctions naturelles doivent être nécessairement troublées par tout excès d'aliment, la digestion se fait mal, et les coliques, la diarrhée en sont la suite inévitable.

Le moment est venu de démontrer quels avantages on peut retirer de la *Conserve Analeptique*, soit pour l'Allaitement, soit à l'époque du Sevrage.

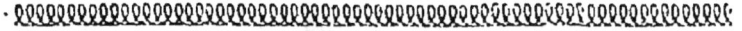

CHAPITRE VI.

De la Conserve Analeptique.

Nous avons vu, dans tout ce qui précède, quels dangers menacent l'enfant en bas âge durant l'Allaitement et à l'époque du Sevrage. Nous en avons énuméré les causes, et il est prouvé que le tube digestif est toujours le siége des affections qui résultent de l'Allaitement. Il est certain que l'Allaitement par la nourrice offre des inconvénients graves, qui ont engagé Vanhelmont à proscrire l'usage du lait de femme.

En effet, ce ne sont pas seulement les mauvaises nourrices qui peuvent causer à l'enfant les dérangements fréquents qui l'affectent durant l'Allaitement, mais même les nourrices *les plus saines et les plus sobres,* selon les propres paroles de Vanhelmont.

Et tous les reproches adressés par lui, au lait de femme, n'ont–ils pas été confirmés par l'expérience ? Malheureusement on ne peut en nier aucun, et les faits en démontrent chaque jour l'importance et la multiplicité.

« Du reste, une grande partie des défauts reprochés au lait, à si juste titre, ne peuvent tomber que sur le lait de femme et non pas sur celui de vache ou de chèvre; nous voulons parler de ceux qui proviennent du tempérament, du caractère, des maladies, des passions ou de la grossesse de la nourrice. Or, le nombre des inconvénients qui dépendent de ce genre de causes est immense (nous en avons donné plus haut quelques exemples), et presque tous sont accompagnés ou suivis de quelque danger pour l'enfant. » — (Brouzet).

S'il en est ainsi, ne pourrait-on pas substituer à l'usage du lait un aliment qui puisse mieux

convenir à la délicatesse de l'estomac des enfants, réparer et augmenter leurs forces, et qui
soit exempt des défauts qu'on peut lui reprocher ?

Des expériences réitérées, des succès constants ne nous laissent aucun doute à cet égard,
et nous obtenons chaque jour, par l'emploi de
la *Conserve Analeptique*, les résultats les plus
satisfaisants.

La *Conserve Analeptique* renferme un principe
animal uni à une substance végétale mucilagi-
neuse, au sucre et aux farineux. Nous savons que
le sucre est propre à s'unir aux matières amyla-
cées, et Brouzet conseille de *toujours* assaisonner
avec le sucre le fruit et les farineux qu'on don-
nera aux enfants.

Le lait de vache étant préférable au lait de
femme, puisqu'il n'est pas sous l'influence du
caractère, des passions, etc., on l'emploie pour en
faire avec la *Conserve Analeptique* une bouillie,
dont le goût est des plus agréables et qui excite
même la friandise des enfants.

L'enfant naissant comme celui qu'il faut sevrer, dès qu'ils ont goûté cet aliment, oublient, l'un et l'autre, l'Allaitement Normal, pour se jeter, avec une préférence marquée, sur la bouillie à base de *Conserve*.

Par un pareil mode d'alimentation, on évite les défauts du lait de la nourrice, et l'on fait usage d'un aliment qui est *toujours le même*. Par l'Allaitement Naturel, au contraire, n'arrive-t-il pas souvent que le lait de la nourrice qui était *excellent* la veille est *défectueux* le lendemain ? — Le lait de la nourrice ne dépend-il pas de la nourriture qu'elle aura prise ? Ne subit-il pas l'influence de son caractère ? D'une contrariété ? D'un désir ? D'une souffrance morale ou physique ? Enfin, de toutes les affections de l'âme ?

Tous ces faits qui ont été prouvés ne peuvent être mis en doute ; et ne sait-on pas encore quels dangers menacent l'enfant abandonné à une nourrice étrangère, qui est quelquefois atteinte d'une affection inconnue des parents et du médecin, et dont le nourrisson peut devenir la victime ?

Certes, voilà des conséquences bien funestes et bien propres à faire repousser l'allaitement naturel, surtout lorsque la mère ne peut allaiter elle-même son enfant.

Tout le monde comprendra donc les avantages que l'on peut retirer d'un aliment invariable, offrant *toujours* une composition identique, et donnant pour *résultats constants* un embonpoint extraordinaire, et l'élimination complète de tous les dérangements qui affectent l'enfant à la mamelle.

La bouillie à base de *Conserve* constitue un aliment nourrissant et facile à digérer, exempt des défauts que l'on peut reprocher au lait, puisqu'ils sont dùs le plus souvent, nous ne saurions trop le dire, à l'influence des maladies, du caractère, ou des impressions de la nourrice qui le fournit.

Nous avons dit plus haut que le tube digestif était toujours le siége des affections résultant de l'allaitement et que toujours elles étaient caractérisées par des coliques, des diarrhées ou des convulsions. Tous ces inconvéments disparaissent en faisant usage de la *Conserve Analeptique*, et jamais un enfant nourri de la sorte n'a éprouvé ni colique, ni diarrhée, preuve incontestable d'une bonne digestion.

La dentition même s'est généralement opérée dans les conditions les plus favorables.

Du reste, il est facile de se convaincre des bons effets d'un pareil mode d'Allaitement en considérant que, non seulement l'on évite des affections si fréquentes au premier âge, en faisant disparaître la cause qui les produit, mais encore que l'enfant en retire une constitution des plus robustes.

Or, de tels résultats ne prouvent-ils pas la légéreté d'un pareil aliment, puisque des organes aussi délicats sont aptes à lui faire subir les différentes élaborations de la digestion? — N'est-il pas également prouvé par l'embonpoint de l'enfant ainsi élevé, que cette alimentation est convenablement substantielle, et essentiellement profitable?

M. Donné dans ses conseils aux mères sur l'Allaitement, s'exprime ainsi :

« La manière dont l'enfant profite est le plus sûr moyen de juger les qualités de la nourriture qu'il prend, surtout dans les commencements, à l'époque où sa vie n'est encore troublée par aucun accident. »

Nous allons donner quelques conseils sur l'emploi de la *Conserve Analeptique*, et indiquer comment on devra procéder pour mettre en pratique ce mode d'Allaitement.

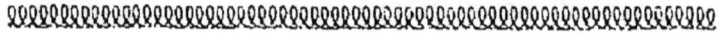

CHAPITRE VII.

Emploi de la Conserve Analeptique.

La manière de faire usage de la *Conserve Analeptique* est des plus faciles :

On délaie la poudre avec du lait bouillant que l'on n'ajoute que par petites parties; on met sur le feu en ayant soin de remuer *sans cesse*, et l'on tient le mélange en ébullition durant vingt minutes environ.

La dose de *Conserve* est d'une cuillerée à café pour une tasse (à café) de lait ou de bouillon.

Pour un enfant naissant, on fera la bouillie
avec du lait coupé d'un tiers d'eau environ, et
l'on pourra diminuer un peu la dose de *Conserve*. L'enfant prendra avec plaisir cette nourriture qui sera facilement digérée. Quand il aura
pris quelques forces, on fera sa bouillie avec le
lait pur, et la dose ordinaire de *Conserve Analeptique*.

On peut sans crainte lui donner cette nourriture toutes les fois qu'il en manifestera le
désir.

C'est ainsi que, son corps prenant plus de développement, la quantité d'aliment se trouvera
graduellement augmentée selon ses besoins,
sans qu'il faille rien changer à son mode de préparation.

Plus tard seulement, et à l'époque du *Sevrage*,
on pourra lui donner sa bouillie ordinaire matin
et soir, ou trois fois par jour, et lui substituer

aux heures des repas un potage que l'on pré-
parera de la même manière que la bouillie, en
remplaçant le lait par du bouillon gras. On arrivera ainsi peu à peu à habituer l'enfant à une
nourriture de plus en plus substantielle, jusqu'au
moment où, complétement sevré, il fera usage
des aliments de la famille.

Nous ne saurions trop recommander aux
mères d'apporter le plus grand soin à la préparation de la bouillie. Nous leur conseillons
même, autant que cela leur sera possible, de
préparer elles-mêmes la nourriture de leur enfant, et d'éviter, si elles le peuvent, de la confier
aux mains d'une servante qui, souvent, s'en
acquittera fort mal.

Quelques-unes, en effet, peu soucieuses parfois, de l'attention qu'elles devraient apporter à
la préparation de la nourriture d'un être aussi
délicat, pourraient, par paresse, faire usage d'un
vase mal propre, ou ne pas remuer avec soin.

Dès lors, le succès serait compromis, car l'enfant ne pourrait prendre avec le même plaisir un aliment mal préparé.

D'autres, voulant se hâter, et ne pas mettre le temps nécessaire, ajouteront un peu plus de *Conserve*, afin que la bouillie prenne plus tôt une consistance qui la fera supposer suffisamment cuite. Mais, l'enfant ne trouvant plus alors sa bouillie de tous les jours, refusera de prendre une nourriture qui n'est plus en rapport avec la faiblesse et la délicatesse de ses organes. Et la mère, ignorant le vice de préparation attribuera à la nature de l'aliment le refus de l'enfant, sans songer à la véritable cause de ce refus.

Il est donc nécessaire que la mère, si elle ne confectionne pas elle-même la bouillie de son enfant, en surveille attentivement la préparation, à moins qu'elle puisse placer toute sa confiance dans la personne chargée de ce soin.

Il ne faudra pas préparer à l'avance la nourriture de l'enfant. On fera la bouillie au moins une fois par jour, et l'on devra rejeter une bouillie faite la veille. — Si l'on veut faire chauffer une bouillie déjà préparée, on le fera au bain-marie, c'est à dire, en plaçant le vase qui la contient dans de l'eau chaude; on ne devra jamais la remettre sur le feu.

Nous entrons dans tous ces détails, parce que nous attachons une grande importance au mode de préparation de la bouillie à base de *Conserve*. Et chacun pourra, comme nous, apprécier la portée de nos observations, en songeant à la délicatesse d'un enfant en bas âge.

En effet, un aliment auquel nous accordons nous-mêmes de la préférence ne nous devient-il pas désagréable, lorsqu'il n'a pas été convenablement préparé? Et cependant notre estomac ne saurait être comparé à celui d'un enfant; que sera-ce donc pour celui-ci dont les organes ne sont pas encore développés?

Nous avons dit au commencement de ce chapitre qu'il était nécessaire, les premiers jours de la naissance d'un enfant de mélanger avec de l'eau le lait destiné à faire sa bouillie. — Il n'en sera pas ainsi, évidemment, pour l'enfant un peu plus âgé que l'on est obligé quelquefois de retirer à sa nourrice pour un motif quelconque.

Souvent, en effet, l'enfant livré à une nourrice étrangère n'est pas suffisamment nourri, parce qu'il s'abreuve d'un lait appauvri, et par conséquent pas assez substantiel pour faciliter le développement de son corps. On pourra alors, sans abandonner complétement l'Allaitement Naturel faire usage de la *Conserve Analeptique*, selon le procédé ordinaire.

Ce supplément de nourriture sera salutaire à l'enfant qui s'habituera peu à peu à se passer du lait de la nourrice. Il sera ainsi préparé à un sevrage prochain et qui n'offrira plus les dangers auxquels il eut été exposé en faisant un usage prolongé d'une nourriture insuffisante. La transition serait trop brusque, en effet, s'il prenait, après un lait insuffisant une nourriture trop substantielle, et il en résulterait les graves dérangements dont nous avons parlé plus haut.

On voit que l'emploi de la *Conserve Analeptique* ne se borne pas seulement à l'Allaitement d'un nouveau-né, mais encore, qu'outre les avantages que l'on en retire, comme premier aliment d'un enfant sevré, il peut être éminemment utile comme adjuvant de l'*Allaitement Naturel,* toutes les fois que le lait de la nourrice devient insuffisant, ou que l'on est obligé pour un motif quelconque d'interrompre pendant quelques jours ce mode d'Allaitement.

Les nombreux succès obtenus jusqu'à ce jour ne permettent pas de douter des bons résultats que l'on peut retirer de l'emploi de la *Conserve Analeptique*, soit pour l'Allaitement, soit à l'époque du Sevrage.

Un grand nombre d'exemples pourraient être cités à l'appui ; nous transcrirons seulement le certificat du capitaine David, de Bordeaux, qui fait mention de trois faits distincts en rappelant ses trois enfants :

« Je soussigné, François DAVID, capitaine au long-
» cours, demeurant à Bordeaux, chemin des Cinq-
» Ardits, nº 44, *certifie que mes trois enfants* ont fait
» usage de la *Conserve Analeptique* de Monsieur DUTAUT,
» Pharmacien ; Que cette fécule a parfaitement aidé à
» les nourrir sans qu'ils aient éprouvés la plus légère
» indisposition.

» J'affirme en outre que, le cadet n'ayant que *trois*
» *mois*, je fus obligé de renvoyer la nourrice pour
» cause de maladie, et qu'à partir de ce moment jusqu'à
» l'âge de *dix-huit mois*, il ne prit *pour toute nourriture*
» que de cette Conserve coupée avec du lait de vache

» — Ce mode d'aliment me réussit au-delà de toute
» attente ; l'enfant devint magnifique et n'eut jamais le
» plus petit dérangement, *même à l'époque de la*
» *dentition.*

» Bordeaux, le 1er septembre 1859.

Signé : F. DAVID.

———————

Si la *Conserve Analeptique* constitue un aliment assez léger pour servir de nourriture à
l'enfant naissant, il est évident que l'on doit en
retirer de bons effets, en le donnant comme première nourriture aux convalescents adultes, et
aux vieillards débilités.

On l'emploie donc avec avantage dans les cas
de consomption ou de marasmes, à la suite de
toute affection inflammatoire de l'intestin, enfin,
toutes les fois que l'estomac débilité refuse tout
aliment, faute d'en trouver un assez léger pour
être facilement digéré.

Nous avons vu des enfants en bas âge, des convalescents adultes et des vieillards qui rejettaient tous les aliments qui leur étaient présentés, et dont l'estomac a facilement agréé la bouillie à base de *Conserve*.

Ils ont pu ainsi faire bientôt usage d'une nourriture plus substantielle, et sortir enfin d'une convalescence qui était compromise par la difficulté de trouver une substance alimenteuse qui put être supportée par l'estomac du malade.

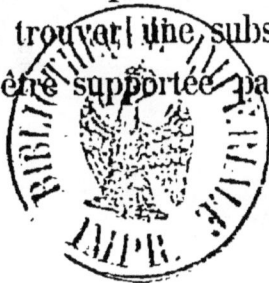

TABLE DES MATIÈRES.

— ⚜ —

PAGE

PRÉFACE.. 3

CHAPITRE Ier. — *De l'Allaitement en général*................. 5

Considérations sur l'importance de l'Allaitement et sur ses effets. — Le lait est la première nourriture de l'homme. — L'Allaitement peut être *Naturel, Artificiel* ou *Mixte*.
— L'Allaitement Naturel est le plus communément employé. — On peut cependant
lui reprocher de graves inconvénients.

CHAPITRE II. — *Allaitement Naturel*... 9

Il est fourni par la mère, ou par une nourrice
étrangère. — Le lait de la mère est généralement préféré.—Le premier lait est purgatif. — Il ne faut pas pour cela, craindre
qu'un lait plus âgé soit nuisible à l'enfant,
et lui refuser une nourrice si la mère ne
peut le nourrir elle-même.—On a reconnu
que de graves inconvénients résultaient de
l'Allaitement Naturel. — Ne peut-on pas lui

substituer un autre mode d'Allaitement? —
C'est a tort, qu'on a prétendu que c'était
une loi de la nature. — L'Allaitement Naturel n'est point indispensable.

CHAPITRE III. — *Défauts du Lait de la
Nourrice*.................. 15

— Arguments que l'on oppose à l'usage du
lait. — Les maladies des nourrices sont-
elles transmissibles à leurs nourrissons?
— Qu'elle est leur action sur le lait. — Le
tube digestif est toujours le siége des affections qui résultent de l'Allaitement. — Les
affections morales peuvent altérer assez le
lait pour donner la mort à l'enfant. —
Exemples. — Ils sont quelquefois confiés à
une nourrice éloignée. — Défaut de surveillance, — inconvénients. — Les meilleures nourrices ne sont pas à l'abri des impressions de l'âme.

CHAPITRE IV. — *Allaitement artificiel
et Allaitement mixte.* 24

On a obtenu des succès par l'*Allaitement
Artificiel* — On emploie le plus souvent des
moyens défectueux. — On peut retirer quelque avantage d'une alimentation *Mixte.*

PAGE

CHAPITRE V. — *Du Sevrage*................ 27

Le Sevrage est une période critique pour l'enfant. — Il faut éviter une transmission trop brusque entre la première nourriture et un aliment plus substantiel.

CHAPITRE VI. — *De la Conserve Analeptique*................ 30

Les reproches adressés au lait de femme ne peuvent tomber sur le lait de vache. — C'est celui-ci que l'on emploie avec la *Conserve Analeptique*. — Des succès nombreux ont été obtenus par ce mode d'Allaitement. — L'enfant le préfère même à l'Allaitement Naturel. — On emploie ainsi un aliment qui est toujours le même. — Il est facile à digérer bien qu'essentiellement nutritif. — Les enfants nourris de la sorte. n'éprouvent jamais ni coliques, ni diarrhées, etc. — La *dentition* même se fait sans inconvénients. — L'enfant profite. preuve évidente des bons effets de ce mode d'alimentation.

CHAPITRE VII. — *Emploi de la Conserve Analeptique*............ 38

Mode de préparation de la bouillie à base de *Conserve*. — La dose sera diminuée pour un enfant naissant, et augmentée pour un enfant un peu plus âgé. — On peut lui donner la bouillie toutes les fois qu'il en manifeste le désir. — Une bonne mère doit surveiller la préparation de la nourriture de son enfant. — La servante s'en acquitterait quelquefois fort mal, et n'y apporterait pas le soin nécessaire. — On doit faire la bouillie chaque jour. — On ne la fera jamais réchauffer. — On pourrait citer de nombreux exemples de succès. — Certificat du capitaine David, de Bordeaux. — On peut aussi faire usage de la *Conserve Analeptique* pour les convalescents et les vieillards.

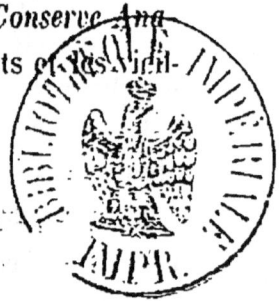

FIN.

AITEMENT DES NOUVEAU-NÉS

PAR LA

NSERVE-DUTAUT

BREVETÉE S. G. D. G.

DUTAUT & FILS

PHARMACIENS

rue Esprit-des-Lois, 18

BORDEAUX

BORDEAUX, *le*

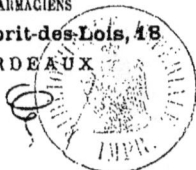

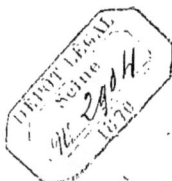

Voulant donner plus d'extension à notre **Conserve-Dutaut**, qui ne s'était vendue jusqu'à présent que dans les pharmacies, nous avons établi un dépôt central à la maison de l'**OSMAZÔME**, *boulevard Poissonnière*, *n° 9*, et nous annonçons la vente de ce produit chez tous les épiciers.

Nous venons, en conséquence, solliciter la faveur de vos ordres, et vous prier de vouloir bien nous prêter votre concours pour la propagation d'un aliment qui a déjà rendu de grands services à la première enfance.

Vingt années de succès, l'approbation des médecins et les récompenses qui nous ont été décernées soit par les jurys des expositions industrielles, soit par les sociétés savantes, sont autant de garanties sérieuses de l'efficacité de notre **Conserve**.

Vous pourrez donc en conseiller sûrement l'usage à toutes les mères incapables de nourrir elles-mêmes leurs enfants; et nous ne doutons pas que vous n'ayez pour cela de très-fréquentes occasions, puisque votre genre d'affaires vous met constamment en rapport avec les mères de famille.

Nous faisons une remise de 25 p. 0/0 sur le prix de vente de notre produit à tous les marchands au détail. C'est à ces conditions que nous vous l'expédierons, s'il vous plaît de nous adresser une commande.

Vous pouvez, du reste, vous le procurer, au même prix et en aussi petite quantité que vous le désirerez, à notre dépôt de l'**Osmazôme**, boulevard Poissonnière, n° 9.

Veuillez agréer, avec l'offre de nos services, l'assurance de notre considération distinguée.

P. DUTAUT & Fils.

AVIS

Cette Brochure sera délivrée *gratuitement* dans les **Dépôts**, avec la **CONSERVE ANALEPTIQUE**, aux personnes qui en feront la demande.

www.ingramcontent.com/pod-product-compliance
Lightning Source LLC
Chambersburg PA
CBHW050550210326
41520CB00012B/2792